Docteur Jules GRÉLETY-BOSVIEL

De la Faculté de Médecine de Paris

DU TRAITEMENT

DE

L'Hydrorrhée Nasale

PAR

L'AIR CHAUD

SARLAT

MICHELET, IMPRIMEUR, RUE DE LA CHARITÉ

1904

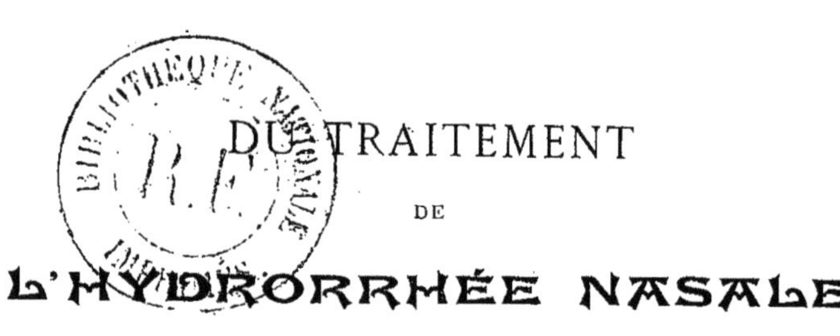

DU TRAITEMENT
DE
L'HYDRORRHÉE NASALE
PAR
L'AIR CHAUD

Docteur Jules GRÉLETY-BOSVIEL

De la Faculté de Médecine de Paris

DU TRAITEMENT

DE

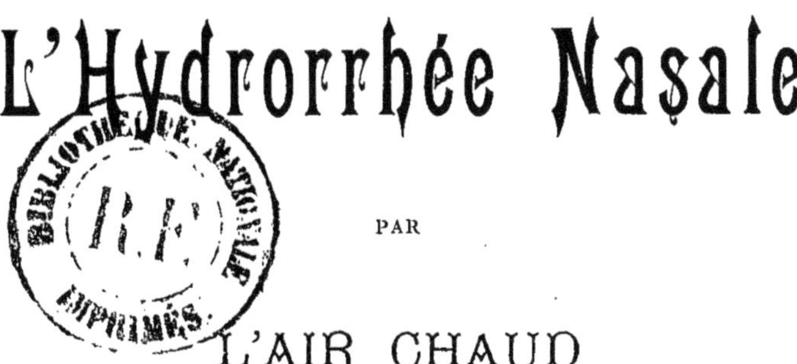

L'Hydrorrhée Nasale

PAR

L'AIR CHAUD

SARLAT

MICHELET, IMPRIMEUR, RUE DE LA CHARITÉ

1904

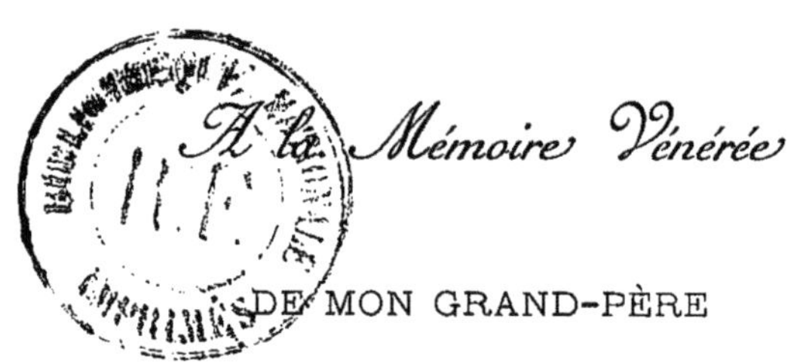

A la Mémoire Vénérée

DE MON GRAND-PÈRE

A MON PÈRE

A MA MÈRE

A MA FEMME

A MES PARENTS ET BEAUX-PARENTS

A MES AMIS

A MES MAITRES DANS LES HOPITAUX

A mon Président de Thèse

MONSIEUR LE PROFESSEUR CORNIL

Membre de l'Académie de Médecine

ANCIEN MÉDECIN DE L'HOTEL-DIEU

Officier de la Légion d'Honneur

AVANT-PROPOS.

C'est en constatant, d'une part, la belle insuffisance des moyens thérapeutiques usités de nos jours contre l'hydrorrhée nasale ; d'autre part, les cures merveilleuses réalisées par l'aérothermie, que l'idée nous vint de vulgariser une méthode malheureusement encore trop peu connue, et cependant si fertile en résultats excellents.

Il faut avoir vu peinte sur le front de ses malades l'expression de la reconnaissance ; il faut avoir suivi de près leur rapide métamorphose, pour se rendre un compte exact de ce que peut faire un traitement bien conduit, mené sans défaillance, avec la volonté ferme d'arriver.

C'est après nous être assuré par nous-même des bons effets de l'air chaud sur la muqueuse pituitaire, que nous fûmes demander aide et conseil au Dr Mahu. L'empressement et la gracieuseté qu'il mit à nous communiquer le résultat de ses études ; la sollicitude dont il ne cessa de nous entourer au cours de nos recherches, nous imposent la douce obligation de le remercier ici de ses multiples complaisances à notre égard.

Au Dr Lermoyez, maître incontesté et conférencier étincelant, dont nous eûmes la bonne fortune de suivre les leçons à l'hôpital Saint-Antoine, dans le service duquel nous demeurâmes quinze mois durant, et où il nous fut permis, sous sa haute direction, de faire les travaux et expériences nécessaires à notre thèse, nous adressons l'hommage de notre respectueuse admiration. Le seul fait d'avoir été son élève nous est un précieux appui.

Que dire des Drs Boulay et Le Marc'Hadour ? S'il est, dans Paris, une clinique laryngologique où les adeptes puissent se flatter, au sortir de chaque séance, d'avoir acquis des connaissances nouvelles, c'est assurément la leur. Au contraire du vieil adage économique : « Laisser faire, laisser passer », on peut dire que leur enseignement se résume avec justesse : « Ne pas tout laisser faire, ne rien laisser passer ». Grâce à ces sages maximes, ils purent nous initier aux arcanes de la spécialité et nous la rendre aimable. Merci à ces hommes distingués, qui firent plus pour nous en l'espace d'une année, que nous n'eussions fait nous-même, porté sur nos seules ailes, en le double de temps.

Enfin que le Dr CASTEX, chez qui nous fîmes nos premières armes, et auprès duquel nous trouvâmes toujours l'accueil le plus bienveillant, reçoive ici l'assurance de toute notre gratitude.

Et maintenant, devons-nous oublier qu'il n'est pas

de notion de médecine et de chirurgie générales, si infime soit-elle, dont nous ne soyons justement redevable à nos savants maîtres dans les hôpitaux.

C'est le regretté Dr Rendu, dont la vie entière aurait tenu dans ces deux mots de Rabelais : « Science sans conscience est la ruine de l'âme. »

Le Dr COMBY, à qui nous ne serons jamais assez reconnaissant des enseignements thérapeutiques à nous inculqués au lit de ses petits malades.

Le Professeur RECLUS, lequel, avant d'avoir suivi et apprécié ses quotidiennes causeries, nous nous imaginions le chirurgien comme une manière d'Attila, détruisant tout, n'épargnant rien.

Le Professeur BUDIN, les Drs HIRTZ, JACQUET, etc., dont nous suivions avidement les attachantes leçons.

Nous savons trop ce que nous leur devons, pour ne pas, au début de ce modeste travail, les remercier des connaissances qu'ils nous ont transmises.

A M. le Professeur CORNIL, dont le nom est synonyme de science et de bonté, nous tenons à adresser un public hommage de reconnaissance. Tant à notre nom qu'au nom de celle qui nous touche de plus près au monde, pour l'affectueuse sympathie qu'il n'a cessé de nous témoigner, nous venons lui dire du fond de notre cœur : Merci.

HISTORIQUE.

A prendre séparément les termes hydrorrhée nasale, traitement par l'air chaud, ni l'un ni l'autre, à vrai dire, ne brillent par la nouveauté. Sans être des plus fréquentes, l'affection qui nous occupe n'est malheureusement que trop connue et laisse toujours à sa suite le souvenir du plus lamentable échec. Jusqu'à ces dernières années, la synonymie était complète entre hydrorrhée nasale et incurabilité.

Quant aux applications thérapeutiques de l'air chaud, on n'en est plus à les compter. Les uns, comme Hollaender de Berlin, utilisaient ses propriétés escharotiques dans le traitement du lupus tuberculeux ; Balzer s'en servait contre le chancre mou ; Jayle s'adressait à lui en gynécologie ; d'autres le mettaient encore à contribution pour obvier aux désagréments des arthrites chroniques. Les ophtalmologistes ne dédaignaient pas, non plus, ses bons effets dans les cas d'ulcères infectieux de la cornée. Il n'était pas jusqu'aux odontologistes, qui n'eussent recours à ses propriétés bienfaisantes dans le séchage des dents cariées.

Bref, d'un touchant et commun accord, médecins de toutes races et de toutes conditions entonnaient un hymne de reconnaissance en l'honneur de la nouvelle idole, curatrice de tous les maux.

A ce chœur laudatif ne pouvaient plus longtemps manquer les oto-rhinologistes ; et, dès juin 1897, nous venait d'Amérique, sous la signature de M. E. Larue-Vansant de Philadelphie, la nouvelle des bons résultats obtenus par lui dans les catarrhes tubaires, l'otorrhée, l'otalgie, les rhinites de natures diverses, les sinusites, etc., etc.

Toujours en spécialité, Gautier et Larat de leur côté, M. Lœwemberg du sien, tentaient la guérison de l'ozène, tandis que le professeur Hessler de Halle appliquait et repoussait tour à tour le traitement recommandé par Andrews de New-York, dans les écoulements purulents chroniques de l'oreille moyenne.

Tout récemment, Glover de Paris envisageait la question d'une toute autre façon que ses devanciers. Pour lui, l'air chaud n'était plus considéré que comme un excipient, comme agent vecteur stérile de principes médicamenteux, stériles aussi. Après avoir porté cet air chaud à une température extrêmement élevée, 400°, à seule fin de le rendre amicrobien, grâce à un ingénieux dispositif, il se servait de cet air qu'il laissait redescendre à une température voulue, 37° par exemple, pour porter dans les cavités naturelles ou artificiellement créées, un principe actif devant agir à peu près seul efficacement sur les parois de ces cavités.

De l'hydrorrhée nasale il n'était point question. Médecins et spécialistes, chacun suivant son penchant naturel, en présence d'un cas de ce genre faisaient jouer, les uns les pommades, poudres de toutes sortes, lavages etc., etc, ; les autres, portant le fer et le feu dans les tissus malades, essayaient de l'ablation d'un lambeau de muqueuse par l'anse froide ou le cautère, entrant ainsi, sans préliminaires, au vif de leur sujet. Quelques-uns, de prime abord, les plus nombreux, après des mois de traitement, convaincus de l'impuissance de leurs armes, ne songeaient plus qu'à consoler leurs clients infortunés, et les exhortaient à la patience. C'est ainsi que traînaient péniblement leur infirmité, de pauvres gens, obligés parfois de renoncer à leurs occupations, à leur genre d'existence, trop heureux quand ils n'étaient pas atteints, comme le sont certains, de crises d'oppression terrible, les annihilant momentanément.

Les choses en étaient là, quand, en 1900, Lermoyez et Mahu, partant de ce fait que les humages de vapeurs sulfureuses chaudes donnaient une amélioration rapide à certains de leurs malades des stations thermales, pensèrent que l'élément chaleur était peut-être pour beaucoup dans l'efficacité de ce traitement et s'appliquèrent, dès ce moment, à chercher dans la pratique des faits la confirmation de leur hypothèse.

Le traitement de l'hydrorrhée nasale par l'air chaud était créé.

Restait à en préciser les règles. Les *Annales des maladies de l'oreille, du larynx, du nez et du pharynx* publiaient en juillet 1900, comme mémoire original, cette nouvelle méthode de traitement des affections du nez, signée Lermoyez et Mahu.

Depuis lors, d'autres communications ont vu le jour, portant sur le même sujet.

Aujourd'hui, nous-même, après de nombreux cas traités et suivis, avons réuni un certain nombre de faits et d'observations que nous avons groupés en faisceau, et dont nous avons tiré des conclusions, tant sur la pathogénie de l'affection que sur son mode rationnel de traitement.

Ce sont ces observations que nous nous proposons de mettre sous les yeux du lecteur, heureux si leur examen approfondi est capable d'entraîner sa conviction dans le sens qui est le nôtre.

CHAPITRE I.

Avant que d'aborder le traitement de l'affection qui nous occupe, il est, ce nous semble, indispensable de s'entendre sur la signification que nous comptons donner au terme hydrorrhée nasale. Suivant la définition de Molinié de Marseille (1), l'hydrorrhée nasale est « un écoulement abondant de liquide aqueux (séreux, albumineux ou muqueux) par les orifices des fosses nasales ».

Est-ce à dire qu'après ce court préambule, le lecteur soit pleinement édifié ? Assurément non.

La rhino-hydrorrhée n'est pas une maladie essentielle, mais bien un symptôme, une manifestation commune à des états pathologiques variés. Pour résumer la situation, il y a les rhino-hydrorrhées d'origine ectopique, et celles d'origine entopique. Aux premières se rattachent l'hydrorrhée d'origine crânienne (crânio-hydrorrhée), et l'hydrorrhée de

---

(1) Rapport du Dr J. Molinié sur *l'Hydrorrhée nasale.*

cause sinusale (sinuso-hydrorrhée). Celles là, nous ne les signalons que pour mémoire, n'ayant que faire de les approfondir. Les secondes comprendront les rhinites vaso-motrices avec leur cortège de symptômes, parmi lesquels l'hydrorrhée occupe l'une des premières places.

Ces dernières sont essentiellement caractérisées par une débâcle de liquide extraordinairement abondant et limpide, d'une ténacité désespérante, agrémenté d'éternuements fréquents, de céphalalgie, d'aprosexie et de lourdeur de tête. Chez certains malades, l'écoulement se produira toute la journée, pour s'arrêter la nuit et reprendre le lendemain. Chez d'autres, le flux hydrorrhéïque ne deviendra gênant que le matin, les laissant calmes des après-midi entières. D'autres enfin couleront jour et nuit ; il suffira parfois d'un rien, le passage du chaud au froid ou vice versa, un bras mis hors du lit, un changement de position, etc., etc., pour qu'aussitôt l'affreux supplice réapparaisse. Et les mouchoirs de se succéder sans trêve, impuissants à barrer la route au flot envahisseur. Finalement, la fontaine cesse de sourdre, le malade peut reposer jusqu'au matin, à moins qu'une nouvelle imprudence involontaire ne vienne renouveler son tourment.

Comme cause efficiente à cette affection rebelle, on ne relève le plus souvent que le froid et les coryzas répétés. Pour être juste, il faut toutefois reconnaître que le terrain n'est pas indifférent à la production du mal. Neuro-arthritiques, lymphatiques, anémiques, lui paient, hélas, un lourd tribut...

Et maintenant, quelle peut être la raison histogénique de cet écoulement ?

On a répandu beaucoup d'encre au sujet de cette question sans parvenir à la résoudre. Les uns et les autres ont apporté des arguments basés sur des faits précis. Sur des coupes fraîchement pratiquées, Chatellier donnait, en 1887, les intéressantes constatations que voici : « La membrane basale de la pituitaire est perforée par des canalicules qui la traversent perpendiculairement à sa surface et viennent s'ouvrir en entonnoir à la face interne du revêtement épithélial. L'extrémité profonde de ces canalicules se continue avec les lymphatiques dilatés, très abondants dans les couches superficielles de la membrane hypertrophiée ». Moure et Brindel, se basant sur d'autres coupes de muqueuses hydrorrhéïques, affirmaient que « dans » nombre des cas soumis à leur examen, il n'y » avait pas, ou pour ainsi dire pas de glandes dans » la muqueuse ; que la dilatation veineuse ainsi » que la multiplication des vaisseaux sanguins y » étaient énormes ; enfin, que les extravasations » sanguines abondaient au sein du tissu muqueux, » principalement dans le voisinage de la surface. » D'autre part, le liquide véritablement aqueux et » pauvre en mucine différait totalement de la secré- » tion glandulaire ».

De ces faits, ils concluaient que l'hydrorrhée

nasale n'était autre qu'une extravasation séreuse en dehors des vaisseaux exagérément développés.

A l'encontre de ces auteurs, Lermoyez repoussait énergiquement l'hypothèse d'une exosmose, « ne » pouvant comprendre la filtration subite de sérum » à travers des vaisseaux à parois intactes, et » à travers un épithélium non desquamé. De plus, » les autres flux aqueux de l'organisme étant d'ori- » gine glandulaire (hyperhydrose), il n'y avait » aucune raison d'établir une exception pour l'hy- » persécrétion aqueuse de la pituitaire ». Appelant enfin les physiologistes à son aide, il faisait observer que chez les animaux « l'intoxication par la mus- » carine déterminait un exsudat profus par le nez ; » et tout le monde était d'accord pour reconnaître » que la muscarine est un poison qui agit sur le » système nerveux glandulaire ».

Cette dernière théorie, si vraisemblable, trouve encore confirmation dans le mode de traitement qui lui est appliqué par nous, à la suite de MM. Lermoyez et Mahu ; nous avons parlé de l'Aérothermie. Quel est, en effet, l'élément impressionné, sinon l'élément glandulaire ? et pourquoi cette nouvelle thérapeutique réussirait-elle si les glandes n'étaient point en cause ? Autant de raisons qui font pencher pour l'hypothèse d'une transformation, d'une dégénérescence glandulaire, comme cause médiate de l'écoulement profus.

Quant à l'aspect de la muqueuse, elle est pâle, blafarde, comme lavée par cette eau qui circule sans cesse ; souvent tomenteuse, polypoïde, tellement décollée parfois qu'elle obstrue entièrement la lumière des fosses nasales et n'en devient que plus réfractaire à tout agent modificateur. A ces cas d'hypertrophie flasque diffuse s'applique à merveille le mot de Molinié : « La muqueuse dégénérée n'a droit à aucun ménagement ».

CHAPITRE II.

Qui dit air chaud, n'a pas tout dit. Le terme est vague et réclame des explications précises.

Est-ce un air pur ou imprégné de substances médicamenteuses ; un air sec ou humide; un air stérile ou chargé des miasmes du milieu ambiant ? S'il est employé chaud, quelle doit être sa température. Doit-il avoir ou non une certaine pression ? Autant de points d'interrogation auxquels il est indispensable de répondre, car de la solution de ces divers problèmes dépendent le succès ou l'insuccès du traitement.

L'air que nous utilisons, suivant la méthode de MM. Lermoyez et Mahu, se comporte non comme adjuvant de principes thérapeutiques, mais comme principal agent modificateur. C'est en la chaleur seule que nous puisons les ressources nécessaires pour agir efficacement. Tout principe chimique ou thérapeutique lui est étranger. Il reste pur de tout mélange. Pas plus qu'il ne sert à la projection de médicaments d'aucune sorte, il ne s'allie à l'eau sous forme de vapeurs ; il serait impossible qu'il fut toléré de la sorte, porté qu'il est à une température relativement élevée. Quant à sa stérilité, elle est parfaite. Il serait oiseux d'insister sur ce point, quand nous aurons reconnu que le foyer calorifique sous-jacent met à peine quelques minutes pour élever sa température à 3 ou 400°. Ce n'est pas à dire que nous l'utilisons brûlant, au contraire, il faut le rendre supportable ; les limites moyennes de sa course thermométrique sont de 70 à 90°.

Nous n'aurons rien omis, quand nous aurons ajouté que l'air doit arriver sous une certaine pression à l'extrémité de la canule. Un courant trop lent lui permettra de s'échauffer exagérément par son passage dans le serpentin, puisqu'il y séjournera plus longtemps ; mais le débit sera trop faible pour lutter contre la déperdition de chaleur à la sortie du tube conducteur, et l'effet sera perdu ; un courant trop rapide ne lui laissera pas le temps de s'échauffer suffisamment au contact des parois brûlantes du même serpentin, et, à sa sortie du tube, l'effet sera encore perdu. Une juste mesure, ni trop ni pas assez, telle semble être la règle de conduite à adopter dans la pression à donner.

Voilà donc, en quelques mots, les conditions requises pour l'efficacité du traitement de l'hydrorrhée nasale par l'air chaud.

Comment parvient-on à les réaliser !

A l'aide d'appareils ainsi répartis :

1° Un générateur d'air froid ;

2° Un générateur d'air chaud ;

3° Un tube conducteur ;

4° Une ou plusieurs canules.

Prenons tout d'abord le générateur d'air froid :

Celui-ci peut être indifféremment un réservoir d'air comprimé, un soufflet à pédale, ou les conduites souterraines de la Compagnie Popp.

Ce dernier système serait évidemment préférable aux deux autres, le médecin n'ayant qu'à faire un geste, un robinet à manœuvrer, pour qu'aussitôt lui arrive en abondance l'air dont il a besoin ; mais tout le monde n'est pas à proximité d'une canalisation de ladite Compagnie et ne peut, par conséquent, profiter de cet avantage.

Aussi, a-t-on le plus souvent recours au réservoir d'air ou au vulgaire soufflet à pédale. Le premier, sorte de tube analogue aux tubes d'oxygène en usage dans les hôpitaux, tient emmagasiné de l'air comprimé à 120 atmosphères. Sa sortie est réglée par une clé ouvrant une valve qui permet au gaz de s'échapper à flots ; l'admission dans le serpentin est réglée par une vis micrométrique qui facilite la distribution à volonté. Ce dispositif a toutefois l'inconvénient assez sérieux de coûter cher à ceux qui l'utilisent fréquemment. Pour peu que la clé ne fonctionne pas et surtout ne ferme pas aussi hermétiquement qu'elle devrait le faire, il se perd en peu de temps une quantité d'air assez notable, pour qu'au bout de quelques jours, à la suite de plusieurs insufflations ayant elles-mêmes exigé une dépense d'air très respectable, le tube soit vide de moitié.

On évite ces petits désagréments en substituant au récipient d'air mentionné plus haut, le soufflet à pédale. Ce dernier, vissé au sol, exige, pour tout apprentissage, celui de la machine à coudre. Plus les dimensions en sont considérables, moins les mouvements du pied seront précipités. Généralement, on emploie le soufflet de la maison Enfer, modèle n° 8, de 0 m. 20 de diamètre de cuir. Certains spécialistes, peu rompus à ce genre d'exercice, éprouvent néanmoins quelques difficultés à coordonner les mouvements du pied qui actionne et de la main qui reste fixe, toute attentive à ne pas blesser le patient. Un peu d'habitude viendra vite à bout de ce léger obstacle ; et, n'en triompherait-elle pas, qu'un aide aura tôt fait de remplir cette besogne, qui, somme toute, rentre plutôt dans les attributions d'un manœuvre que dans celles d'un homme de l'art.

Tels sont les appareils propres à fournir l'air nécessaire et à le fournir sous bonne pression. Suivons cet air dans les méandres qu'il traverse et voyons ce qu'il y devient.

Ce plan nous conduit tout d'abord à étudier la physionomie d'ensemble de l'appareil aérothermique de MM. Lermoyez et Mahu. Nous ne saurions mieux faire que de reproduire ici la description si fidèle qu'en donnent ces deux auteurs :

« Le générateur d'air chaud est construit sur le
» modèle de celui de MM. Gautier et Larat ; il est
» formé d'un serpentin de cuivre rouge sans sou-
» dure, en tube de o m. 008, dont les spires se
» touchent et constituent un cylindre de o m. 04 de
» diamètre extérieur et de o m. 10 de hauteur ; ce
» cylindre est entouré de deux enveloppes métalli-
» ques également cylindriques, séparées du ser-
» pentin et espacées entre elles par un intervalle de
» o m. 015. L'enveloppe intérieure est un simple
» tube ouvert à ses deux extrémités ; l'autre est un
» chapeau recouvrant le tout et dont le faîte est
» éloigné de o m. 01 de la circonférence supérieure
» du premier cylindre, afin de permettre le retour
» de flamme entre les feuillets de la double enve-
» loppe. La chaleur est fournie par un bec Bunsen
» placé sous le serpentin ; et tout le système,
» supporté par trois pieds, est posé sur une base
» large et lourde qui en assure la stabilité. A
» l'extrémité inférieure du serpentin, point d'arrivée
» de l'air froid, est vissé un tube métallique assez
» long, o m. 25 environ, pour éviter de brûler le
» tube en caoutchouc fixé d'autre part au récipient
» d'air. A la partie supérieure du thermogène,
» émerge l'extrémité du serpentin sur laquelle on
» fixe, au moyen d'un raccord à vis, le tube con-
» ducteur d'air chaud de o m. 01 de diamètre

» extérieur et de 0 m. 70 de longueur. Le tube » vertébré est garni à l'intérieur de tissu d'amiante, » recouvert d'anneaux spiroïdes en métal, s'em- » boîtant les uns dans les autres ; ce tube est assez » souple pour permettre de diriger la canule dans » tous les sens ; il est assez mauvais conducteur de » la chaleur et peut résister aux plus hautes tempé- » ratures. L'extrémité libre est terminée par un » raccord sur lequel se visse une pièce interposée » entre le tube et la canule, et utile au bon fonc- » tionnement de l'appareil : le régulateur de tempé- » rature et de pression. »

Cette dernière pièce n'est autre qu'un tube percé latéralement d'un petit orifice, qu'un écrou en forme de cône vient obturer en tout ou en partie, permettant ainsi à une plus ou moins grande quantité d'air chaud de s'échapper par cette ouverture. Complétons d'un mot, en disant que les canules dont on se sert affectent les formes, le volume et la longueur les plus diverses ; constituées par deux tubes cylindriques emboîtés l'un dans l'autre et séparés par un carton d'amiante, elles se vissent sur le tube dont nous parlions tout à l'heure.

Les diverses pièces de l'appareil nous étant connues, comment parvient-on à le faire fonctionner ? Le bec Bunsen étant allumé depuis une ou deux minutes, et le soufflet mis en mouvement, l'air commence à s'échauffer progressivement dans les anneaux du serpentin ; on approche à de fréquents intervalles le dos de la main de l'extrémité du tube de sortie de l'air, pour en apprécier le degré de température. Quand on estime que le moment est venu d'adapter la canule, on visse cette dernière et l'on attend quelques secondes avant d'éteindre la flamme du bec Bunsen. Au bout de ce temps, la température voulue est atteinte et l'on peut commencer l'insufflation.

CHAPITRE III.

Il n'est plus, à notre époque, d'intervention, si anodine soit-elle, qui ne nécessite de la part de l'opéré et de l'opérateur lui-même quelques précautions préalables, à seule fin d'augmenter ainsi les chances de succès. Avant d'administrer la première goutte de chloroforme, l'aide intelligent et conscient de ses obligations, passera l'examen du sujet, tant au point de vue du bon fonctionnement du cœur et du poumon que de la présence possible d'un corps étranger dans la cavité buccale, dentier par exemple, suffisant à lui seul pour provoquer l'asphyxie par sa chute soudaine à l'orifice du larynx. Puis la toilette sera faite des organes malades ; après quoi, il sera permis de commencer l'opération.

Sans vouloir établir de comparaison rigoureuse entre le chirurgien devant son client et le spécialiste devant le sien, on peut toutefois admettre, qu'en principe, il est utile, sinon indispensable, de faire à sa manière la toilette du nez hydrorrhéïque, avant de pratiquer l'insufflation d'air chaud. Les polypes seront extraits à l'anse froide, crêtes et déviations devront à leur tour disparaître sous le tranchant du rabot; les végétations elles-mêmes, bien qu'en dehors de la zone pathologique, seront grattées impitoyablement. Il n'est pas jusqu'aux sinusites de toute nature, constituant un sérieux obstacle, dont il ne convienne de se débarrasser aussi.

Les fosses nasales une fois délestées de ces poids morts, qui sont pour le spécialiste autant de pierres d'achoppement, il sera bon d'exiger de son malade la promesse formelle de se soumettre avec stricte exactitude aux exigences du traitement. S'il ne peut venir autant de fois qu'on le lui demande; si, pour un motif futile, il cesse toute assiduité, il est mieux de ne pas gaspiller son temps et sa peine; le résultat sera rarement bon. Une autre condition, également essentielle, est d'avoir l'assurance que ni poudres, ni pommades, ni cautérisations, ni lavages ne seront désormais tentés; rien ne vaut en l'occurrence le repos le plus absolu. Ajoutons que certains états accidentels de la pituitaire, le coryza, par exemple, l'absorption d'une certaine dose d'iodure ne sont pas favorables à une cure par l'air chaud. Aussi, quand rien ne presse, est-il préférable d'attendre. On ne perd pas pour avoir différé.

Supposons donc un nez chirurgical, c'est-à-dire encombré de polypes ou barré par une crête de quelque envergure, ramené par la vertu du serre-nœud ou de la scie, au type purement médical : comment faire pour l'apprivoiser?

Il a déjà subi bien des contraintes ; sans égard pour ses tribulations récentes, nous l'avons nous-même passé au fil de nos aciers tranchants ; il est en droit d'appréhender et de se plaindre, il ne faut pas l'effaroucher. En cela, comme en toutes choses, la douceur vient à bout de tout. Jointe à la persévérance, elle est d'une merveilleuse efficacité.

Commencer par des applications très courtes, ne jamais procéder que sous le contrôle de la vue, pour éviter le contact de la canule avec les parois nasales, s'assurer toujours, avant de commencer, de la température de l'air à sa sortie, telles doivent être les précautions à prendre en présence d'un nouveau malade dont on ne connaît ni le tempérament ni la susceptibilité propres.

La façon de procéder est la suivante : après avoir écarté les valves du spéculum nasi et s'être mis sur la défensive, en cas de mouvements intempestifs du sujet, on introduit de la main droite la canule n° 1. Celle-ci, à large ouverture, a peu de chance de pénétrer, si les cornets sont augmentés de volume au point de rejoindre la cloison ; mais la surface impressionnée est plus étendue et l'effet moins long à se faire sentir.

Sous l'influence bienfaisante de l'air chaud, la muqueuse rougit, puis se rétracte, à telles enseignes qu'on peut la voir s'affaisser sous ses yeux. Distant que l'on était d'un centimètre ou deux de la pituitaire, on s'en rapproche insensiblement, jusqu'à la frôler de la pointe de sa canule ; un voisinage de

3 à 4 millimètres suffit. Mais, qu'on prenne garde ; certains points sont plus fragiles que d'autres et saignent au moindre choc; le septum est de ce nombre. De même qu'une déviation des traits constitue la vengeance du facial endolori, le rouge qui perle au bout de la canule est pour l'opérateur le plus sanglant affront.

Il est bon de se méfier aussi de la production facile des eschares. On ne se doute pas assez, qu'alors qu'on ne heurte point directement la muqueuse, on la meurtrit par une application trop prolongée au même endroit. Cette meurtrissure devient vite une eschare, et sans être, non plus que l'écoulement sanguin, dont nous parlions tout à l'heure, d'une grosse importance, il vaut toujours mieux l'éviter. En outre qu'elle révèle notre maladresse, elle va contre l'effet voulu.

Ce n'est pas, en effet, la destruction brutale de la muqueuse que l'on cherche, mais sa transformation lente par les procédés de douceur.

Quand la canule n° 1 a fait son œuvre, c'est au tour du n° 2. Cette dernière, plus effilée, possède un orifice de calibre plus étroit. L'air qu'elle projette s'étale sur une moins grande surface; mais, grâce à ses formes fluettes, elle se faufile partout. Le n° 1 entame la besogne, le n° 2 la finit. Les malades ont pour elle un tantinet d'aversion. Cela s'explique sans peine, quand on songe qu'elle profite des moindres espaces libres pour s'y glisser adroitement.

Quand la route est large, tout va à ravir. Pour peu qu'on en ait l'habitude, on porte aisément l'air chaud dans les plus sombres recoins des fosses nasales ; c'est avec facilité qu'on dirige son jet sur tous les points sans distinction : têtes, corps et queues de cornets inférieurs et de cornets moyens, méat inférieur, méat moyen, plancher, cloison et même voûte ; rien ne doit être épargné. Un simple mouvement du poignet suffit à cette tâche, le coude restant immobile, tel un pianiste devant son clavier. Quand le chemin est étroit, très étroit, non seulement de par l'hypertrophie de la muqueuse, mais encore et surtout de par l'étroitesse congénitale des fosses nasales, il faut alors jouer de ruse, tricher, autrement dit. C'est le malade qui, cette fois, lèvera ou baissera la tête à votre guise, la portera tantôt à droite, tantôt à gauche, très en arrière ou bien en avant ; tous ces mouvements seront exécutés par le sujet, la canule restant fixe ; de la sorte, sans être parfait, le résultat sera satisfaisant.

Mais il ne faudrait pas, sans prétexte valable, négliger un point pour en avantager un autre ; il peut arriver ce qui est arrivé à de plus compétents que nous, au Dr Mahu, par exemple : Une dame, soignée depuis longtemps par lui sans apparence de succès, vit son écoulement tarir comme par miracle, le jour où l'idée lui vint que le liquide pouvait provenir de la fente olfactive ; l'air chaud dirigé dans cette direction vint très rapidement à bout du flux hydrorrhéïque, et la personne fut guérie. Est-ce à dire qu'il faille systématiquement impressionner la muqueuse dans ses moindres replis pour obtenir une amélioration durable ? Nous ne le pensons pas. En plus des cas cités plus loin, nous en avons traité d'autres, parmi lesquels un tout au moins, encore présent à notre esprit. Le nez de ce malade, en lame de rasoir, nous permettait à peine d'introduire la canule à quelques millimètres en arrière de la tête du cornet inférieur, c'était un cas d'hydrorrhée unilatérale gauche. Nous appliquions la canule dans l'étroit passage resté libre entre le cornet et la cloison ; l'air projeté à l'aveuglette frappait où il pouvait. Le malade a fort bien guéri.

A ce sujet, qu'on nous permette une réflexion suggérée par les cas d'hydrorrhée unilatérale qu'il nous a été donné d'observer. Tous, sans exception (trois ou quatre), atteignaient le côté gauche : nous n'y aurions peut-être pas attaché une grande importance si nous n'avions vu le même fait consigné dans une observation signée : G. Mahu et publiée dans les *Annales des maladies de l'oreille, du larynx, du nez et du pharynx* : les cinq cas que cite cet auteur étaient aussi des cas d'hydrorrhée unilatérale gauche.

Aux chercheurs à nous apprendre s'il existe un pourquoi ?...

Nous n'avons pas dit encore quel laps de temps devait se prolonger l'insufflation. On ne doit pas d'emblée commencer par le maximum de durée, sans savoir comment réagira le sujet vis-à-vis de l'air chaud. Il se peut, comme nous l'avons expérimenté plusieurs fois nous-même, qu'une insufflation de cinq et six minutes dès le premier jour ne soit suivie d'aucun effet pénible ; mais il se peut aussi que le patient éprouve de ce fait une crise insupportable, témoin le cas survenu à notre maître M. le Dr Lermoyez.

Un jeune homme, nous disait-il, étant venu le consulter pour rhinite spasmodique, il le soumit au traitement aérothermique. Le premier jour, insufflation d'un quart de minute à la température de 40° ou 50°, parfaitement supportée ; le lendemain, mieux très sensible ; deux jours après, fort de ce premier succès, M. Lermoyez fait une insufflation de cinq minutes à 70°. Le soir même et le lendemain, le malade était pris d'une telle crise d'étouffement et de mouchage qu'il refusa formellement de recommencer.

La première séance durera donc, en tout, une ou deux minutes ; si elle est bien tolérée, on la poussera à quatre minutes et finalement à cinq. C'est sur la manière dont réagit le sujet qu'on se basera pour écourter ou allonger les séances. Admettons qu'on soit arrivé graduellement à cinq minutes ; que va-t-on faire ?

On mettra d'abord la grosse canule, une minute à droite, puis une minute à gauche, on changera ensuite de canule et l'on recommencera une minute à droite, une minute à gauche, avec une demi-minute en plus de chaque côté. De cette façon, il est courant de voir les plus douillets, les pusillanimes arriver à supporter admirablement des applications d'une durée de six minutes et d'une température de 90°.

Les enfants eux-mêmes, toujours effrayés à propos de tout et de rien, se font à merveille à ce genre de traitement. Une fois convaincus qu'ils ne courent aucun risque du fait de cet appareil, en apparence bizarre, ils se laissent faire et ne bougent pas plus que les grandes personnes.

Il arrive, le plus souvent, que pendant ces séances le malade éternue à maintes reprises. Deux inconvénients en résultent. Premièrement, le médecin reçoit une pluie de salive en plein visage, avantage médiocre pour lui ; deuxièmement, surpris par cette averse, il ne se retire pas assez vite et la canule blesse le patient.

Aussi faut-il, de l'œil resté libre, surveiller le malade de temps à autre, prêt à se retirer au moment périlleux. Nous n'avons eu pour notre part, grâce à cette sage précaution, qu'une fois à souffrir de cet incident.

Quand l'application est terminée, il ne faut jamais abandonner son client ou le laisser sortir de suite. La brusque transition du froid de la rue à la chaleur d'une pièce surchauffée serait infiniment nuisible.

On lui demande, au contraire, de rester une demi-heure dans la salle avant d'affronter l'air vif ; puis on le congédie avec un tampon de coton dans chaque narine ou un mouchoir sous le nez. Cette recommandation, urgente en hiver, perd de son importance au temps de la belle saison. Le principe n'en subsiste pas moins ; sans rester une demi-heure, ce qui pourrait sembler exagéré, on peut, quand même, ne pas partir de suite, ou se garantir un peu. Du reste, au cours du traitement, la pituitaire semble assez réagir aux influences climatériques, car nous ne comptons pour notre part qu'un seul malade, qui, pendant les mois froids, ne se soit jamais enrhumé.

CHAPITRE IV.

Notre façon de procéder étant connue, qu'advient-il des principaux symptômes au cours du traitement? Sans être trop optimiste, il est permis de prédire au malade venu consulter pour hydrorrhée nasale une grosse amélioration.

Est-ce à dire qu'en cela on soit infaillible et que la prédiction ne tombe jamais à faux?... Nul n'est prophète en médecine; au surplus, nous le demandons, quel est le traitement, réputé le plus efficace, qui ne compte à son actif un certain nombre d'insuccès? Comme beaucoup de nos confrères, en présence de cas extraordinairement rebelles, nous sommes resté désarmé.

Nous pourrions citer tel petit garçon, soigné depuis trois ans par des applications d'air chaud, et dont l'état n'a pas sensiblement changé; le flux hydrorrhéïque, qui disparaît chez lui pendant la saison d'été, reparaît invariablement l'année suivante. Tel il se comportait avant les insufflations, tel il se comporte encore aujourd'hui. Mais, à la décharge du traitement aérothermique, nous nous empressons d'ajouter que ces faits constituent l'exception, et que, dans la majorité des cas, l'amélioration ne se fait guère attendre.

Cela ne veut pas dire qu'elle se manifeste dès le premier jour.

Il est à noter, au contraire, que la première séance n'est presque jamais suivie de changement notable; bien mieux, il arrive parfois que les symptômes s'exacerbent au plus haut point. Tout comme le patient, la pituitaire résiste et se cabre; habituée qu'elle est à faire fi des moyens communément mis en usage contre elle, il lui semble intolérable de se sentir atteinte et vaincue par un ennemi plus puissant qu'elle, et elle s'en irrite tout d'abord. Ce mouvement de révolte passagère se traduit aussitôt par une aggravation dans l'intensité des phénomènes subjectifs. Les éternuements se succèdent sans interruption, la céphalée est pongitive; il survient même des crises de suffocation inquiétantes; quant à l'écoulement, ce n'est plus une source paisible, mais un torrent déchaîné.

Quand la muqueuse est particulièrement réfractaire, ces mêmes symptômes persistent jusqu'à la deuxième intervention, rarement jusqu'à la troisième; puis, tout rentre dans le repos.

Le tableau que nous venons de tracer montre à quel point il est prudent de se méfier de ces retours offensifs et le cas qu'il faut en faire. La leçon pratique à en tirer est la suivante : tout au début, avant même de saisir la canule, il est urgent de prévenir son malade de ce qui peut lui arriver. Si cette sage précaution n'est point prise, il est rare qu'il vous revienne, sinon pour vous accabler de reproches et vous rendre responsable de tous ses maux.

D'autres fois, par contre, le mal est conjuré de suite. C'est alors de l'exultation. Pensez que, jusqu'à ce jour, aucune force n'a pu abréger les angoisses de cet homme, incapable désormais d'exercer une profession qu'il aime ; de cette femme, caissière dans un magasin d'où on la renvoie, parce que, au lieu d'aligner proprement ses chiffres, elle mouille goutte à goutte la page blanche où elle écrit ; songez qu'en une seule fois, non seulement vous les soulagez de leur misère physique, mais vous leur donnez à tous deux le ferme espoir qu'ils guériront. Dès lors, vous vous expliquerez leur joie et leur reconnaissance.

Quand il en est ainsi, souvent le mieux va s'accentuant de jour en jour, et chaque nouvelle séance marque une étape vers la guérison. L'une de nos observations en est un exemple typique. La progression y est la suivante : 12 mouchoirs, puis 10, puis 8, 6, 4 et 2. Cependant, cette marche décroissante est rarement aussi franche, et les à-coups sont plus fréquents. Tantôt, c'est un symptôme seul qui disparaît, alors que les autres restent les mêmes ; une autre fois, tous s'effaceront, et l'un d'entre eux persistera. Ajoutez à cela nombre d'anicroches, coryzas, retours offensifs suivis de calme absolu, et vous aurez une image approchante de ce qu'est une cure à l'air chaud.

Qu'on ne s'imagine pas qu'un écoulement de peu d'importance doive guérir plus vite et mieux qu'un écoulement violent. Si nous osions, nous dirions même que ces cas à allures torpides sont moins favorables que d'autres ; contentons-nous de soutenir qu'ils sont, pour le moins, aussi rebelles au traitement.

Il est encore certains faits qui semblent paradoxaux. Très souvent, nos malades se montrent étonnés de moucher moins dehors que dedans et nous en demandent la cause : peut-être, dans ce cas, l'atmosphère de l'appartement agit-elle de la même façon qu'une première insufflation d'air chaud, qui fait secréter la muqueuse par simple réaction de défense. Quoi qu'il en soit, c'est un fait qui se produit souvent et dont il ne faut pas être surpris outre mesure. D'autres sujets ont des réactions diamétralement opposées ; alors que le flux hydrorrhéïque des premiers diminue à l'air libre, le flux hydrorrhéïque des seconds augmente dans les mêmes proportions. C'est assez dire que tout se voit dans cette affection bizarre.

Si les phénomènes fonctionnels se transforment sous l'heureuse influence de l'aérothermothérapie, les signes objectifs changent, eux aussi. De blafarde qu'elle était au début, la muqueuse se teinte d'abord de rose pâle, puis la coloration s'accentue, elle passe au rouge cerise; mais ayant dépassé le but, elle revient finalement à sa coloration presque normale. Nous disons presque, car nous avons observé que les signes objectifs ne vont pas forcément de pair avec les signes subjectifs; il arrive fort bien qu'un malade ne ressente plus aucun des phénomènes insupportables qu'il endurait autrefois et que, malgré cela, sa muqueuse reste blanchâtre. Il est bon d'être prévenu de ce fait, qui, tout en constituant l'exception, n'en peut pas moins se rencontrer.

Ajoutons que les cornets hypertrophiés se retirent à leur tour, et l'air peut à nouveau circuler librement.

Ces résultats ne sont obtenus qu'au bout d'un certain nombre de séances; nous comptons dix en moyenne, quelquefois plus. Dans tous les cas, quand on a atteint ce chiffre, il est bon de se reposer. On laisse le malade tranquille durant une quinzaine, et on le revoit à nouveau. Si la guérison se maintient, il est inutile d'insister; si l'écoulement se réveille, on reprend la série interrompue, jusqu'à extinction complète des symptômes; s'il ne faut que deux poses pour obtenir le résultat cherché, on se contente de deux poses; s'il en faut dix, on va jusqu'à dix.

C'est là que se place le second arrêt.

Quelque temps après, si le mal fait encore sentir ses atteintes, on peut le considérer comme tenace, mais on ne doit pas se déclarer vaincu. Il est probable que quelques courtes séances finiront par en avoir définitivement raison.

Tels sont les résultats. Sont-ils pour nous surprendre ?

La transformation qui se produit dans l'état du malade est-elle le simple effet d'un psychisme spécial analogue à celui des nerveux, des hystériques, ou résulte-t-elle des modifications profondes, durables, créées de toutes pièces dans l'intimité des tissus sous l'influence de l'air chaud ?...

Nous avons tenu à nous en assurer. Aussi, après soustraction d'un lambeau de muqueuse sur une malade déjà impressionnée par huit séances de traitement, nous avons prié notre ami, M. Laurens, interne du service laryngologique à l'hôpital Saint-Antoine, de faire l'analyse histologique de cette pièce. Malheureusement, l'épreuve n'a pu être renouvelée, faute de sujets ; aussi, avons-nous dû nous contenter des renseignements suivants, incomplets peut-être, mais toutefois suffisamment convaincants : « 1° Disparition totale d'une partie des glandes ; 2° Celles qui subsistent encore sont entourées d'une zone scléreuse relativement épaisse et d'éléments embryonnaires ; 3° Abondance de vaisseaux sanguins avec diapédèse intense ; 4° Infiltration embryonnaire, surtout au niveau de la surface libre de la muqueuse ; 5° L'épithélium de la muqueuse a totalement disparu. Quant aux lymphatiques, dans le fragment soumis à l'observation, il a été impossible de les déceler. »

Ne sont-ce pas là des assises suffisantes pour étayer sa conviction quant à l'efficacité du traitement de l'hydrorrhée nasale par l'air chaud ? Nous savons que des examens de pituitaire hydrorrhéïque ont dénoté une diminution du nombre des glandes, mais il n'en est pas qui aient signalé ce tissu scléreux entourant celles qui subsistent encore. Toutes sont comme étouffées dans cette gangue qui les enserre et peu à peu les fera disparaître complètement. Du reste, toute la muqueuse a une tendance marquée à la sclérose généralisée ; elle cherche à remanier de fond en comble sa constitution intime.

Telles sont les modifications histologiques de la pituitaire sous les atteintes de l'air chaud. Elles sont suffisantes, à elles seules, pour expliquer les phénomènes heureux qui se produisent et entraîner la conviction.

Les huit observations suivantes, toutes personnelles, rédigées jour pour jour, viendront corroborer les assertions précédentes et démontrer plus éloquemment que nous ne saurions le faire nous-même que, dans l'échelle des traitements essayés contre l'hydrorrhée nasale, les applications d'air chaud tiennent encore le premier rang.

OBSERVATIONS.

OBSERVATION I (Personnelle).

Mme C..., 48 ans, très nerveuse, très impressionnable. Hypoesthésie généralisée. Rétrécissement marqué du champ visuel. Boule remontant à la gorge ; très sujette aux migraines, souffre depuis longtemps d'une dilatation d'estomac. Constipation opiniâtre, a eu des coliques hépatiques et légère congestion pulmonaire qui n'a pas laissé de traces.

Elle vient consulter le 14 novembre 1903 pour un écoulement nasal extrêmement abondant, ayant débuté, il y a six mois, par des éternuements, se reproduisant chaque matin au nombre de trente et quarante avant le premier déjeuner.

La malade ne salissait tout d'abord que deux mouchoirs à peine, puis trois, puis cinq avant midi ; dehors, l'écoulement est moindre que dedans ; chaque matin, elle a la tête lourde, comme un cercle qui lui comprimerait le front ; à l'heure actuelle, elle mouille de six à sept mouchoirs par jour ; l'écoulement est très fluide, n'empèse pas le linge ; la nuit, elle ne mouche absolument pas ; mais vient-elle à sortir une main hors du lit, à se remuer seulement, qu'immédiatement elle est prise d'éternuements nombreux suivis de mouchage abondant. Comme traitements antérieurs, elle a épuisé toute la gamme des médications connues, depuis les fortifiants jusqu'aux antinervins, en passant par les topiques tels que poudres, pommades, injections, cautérisations, etc., etc. Tout cela n'a eu d'autres résultats qu'une aggravation des symptômes.

A l'inspection, nous constatons une muqueuse uniformément pâle; les cornets inférieurs, gros et blancs, laissent toutefois libre route au passage des instruments.

Le 14 novembre, nous faisons, pour la première fois, une application d'air chaud d'une durée de quatre minutes, une minute à droite, une minute à gauche; application répétée deux fois. La malade, sous cette première influence, éprouve quelques envies d'éternuer qu'elle parvient à maîtriser. Nous la gardons une demi-heure pour éviter la transition brusque du froid de la rue à la chaleur de l'appartement; après quoi, nous la renvoyons au 16 novembre, jour de la deuxième application.

16 novembre. — Deuxième séance; la malade nous dit avoir mouché plus que de coutume; l'oppression s'est fait sentir plus forte que jamais, elle éternue sept ou huit fois de suite pendant cette nouvelle séance d'air chaud.

18 novembre. — Etat stationnaire, mêmes malaises, mêmes symptômes.

20 novembre.— La malade se sent bien mieux, elle ne salit plus que deux mouchoirs le matin et un dans la journée.

Le nombre des éternuements a diminué de moitié, la céphalalgie s'est amendée. Si elle glisse le bras ou le pied hors des couvertures, la crise sternutatoire, autrefois si violente, se traduit à peine par deux ou trois éternuements.

23 novembre. — La malade est ravie, elle n'a mouché, la veille, qu'un mouchoir le matin, un second dans la journée; elle respire librement et n'a plus de maux de tête.

25 novembre. — Même état.

27 novembre. — Mme C... n'a sali qu'un mouchoir dans toute sa journée; elle n'a plus éternué, même après avoir fait l'expérience consistant à se découvrir la nuit.

Les 29 novembre, 2 et 4 décembre. — Même état que précédemment.

Le chiffre réglementaire de dix séances d'air chaud étant atteint, nous renvoyons la patiente pour une quinzaine de jours, tout en la priant de revenir dans l'intervalle pour nous donner de ses nouvelles.

Point n'est besoin d'ajouter que, pendant toute la durée du traitement, comme dans les quinze jours de repos, nous n'avons permis à la malade l'usage d'aucun médicament.

Le 21 décembre. — Reprise d'une légère recrudescence dans les symptômes. Mme C... revient à l'hôpital. D'un mouchoir où nous l'avions laissée, elle arrive à deux et demi ; les éternuements ont fait leur réapparition au nombre de trois ou quatre ; toutefois, les autres signes, tels que céphalée, obstruction nasale, ont définitivement disparu.

Nous reprenons le traitement, momentanément suspendu, que nous continuons huit fois de suite, à deux ou trois jours d'intervalle ; à la cinquième fois, nous n'en sommes plus qu'à un demi mouchoir ; quant aux autres symptômes, ils se sont complètement évanouis.

Nous renvoyons définitivement Mme C... en la priant de nous donner de ses nouvelles.

Trois mois plus tard, le mieux s'est maintenu ; depuis lors, nous n'avons plus entendu parler d'elle.

Tout donne à croire qu'elle est complètement guérie.

OBSERVATION II (Personnelle).

M. F. P..., 38 ans, fort aux Halles, alcoolique (trois litres de vin, six absinthes), tremblement, crampes dans les mollets, cauchemars, très nerveux. Anesthésie pharyngée, cornéenne, pas de réflexe rotulien, sensation de constriction laryngée, crises nerveuses. Est atteint depuis un an d'hydrorrhée nasale bilatérale, compliquée de sycosis de la moustache.

Soigné à Saint-Louis pour cette dernière affection par des pommades aussi nombreuses que variées, il a vu le mal régresser, mais reprendre le dessus sitôt les pommades disparues. Les croûtes s'éternisant, quelqu'un de plus avisé lui donna le conseil de venir à Saint-Antoine. C'est là que nous l'examinâmes le 7 novembre pour la première fois. Tous ses maux, disait-il, dataient de l'époque déjà lointaine où il contracta un rhume de cerveau. Depuis lors, son nez ne cessa de couler, plus ou moins, mais toujours sans paix ni trêve. Avec cela, de violents maux de tête, parfois même des éblouissements. Tout au début, il mouillait trois mouchoirs de large envergure ; depuis, on ne sait pourquoi, il ne dépasse presque jamais deux.

A l'examen, les narines sont fort étroites. A droite, gros cornet légèrement rosé ; à gauche, cornet de volume moyen, mais pâle, comme lavé.

7 novembre. — Première application d'air chaud, suivant les règles qui nous guident d'habitude.

9 novembre. — Le malade se sent déjà mieux ; il mouche moins. Cette deuxième application n'est pas très bien faite, l'appareil à air comprimé étant aux trois quarts vide.

11 novembre. — Le malade va mieux, surtout du côté droit ; à gauche, l'état n'a pas changé.

13 novembre. — Il va de mieux en mieux. A son tour, la narine gauche commence à moins couler.

15 novembre. — Le mieux est de plus en plus sensible, pas d'éternuements.

17 novembre. — Le côté gauche va très bien, mais le droit a coulé de nouveau. Ce côté est tellement étroit qu'il est difficile d'introduire la canule aussi loin qu'on le voudrait.

19 novembre. — Le côté droit a saigné par suite du détachement d'une eschare. Cette narine est bien dégagée et ne mouche presque plus ; le côté gauche coule à son tour à raison d'un mouchoir et demi environ.

21 novembre. — Même état.

23 novembre. — Même état.

25 novembre. — La fosse nasale droite ne coule plus du tout, mais elle est un peu obstruée par des croûtes de sang coagulé occasionnées par la canule qui frotte inévitablement les parois de ce nez ridiculement étroit ; le côté gauche coule encore à raison d'un mouchoir par jour.

27 novembre. — Même état.

29 novembre. — Le malade va moins bien que d'habitude ; les croûtes se sont détachées, mais les deux côtés ont coulé à la fois, mouillant en tout un mouchoir et demi.

1er décembre. — F. P... va beaucoup mieux, il n'a pas sali un mouchoir depuis hier matin. Son sycosis a subi lui aussi une amélioration très notable ; il n'y a plus trace de croûtes ; on congédie le malade pour une dizaine de jours, avec ordre de ne suivre aucun traitement.

Le 12 décembre. — Le malade vient se montrer à nouveau ; il n'a plus d'éternuements, plus de maux de tête ; il ne mouille plus que la moitié d'un mouchoir à peine et seulement du côté gauche ; il sent de temps à autre comme une goutte qui perle sur la lèvre supérieure et qu'il essuie du revers de la main ; le côté droit est entièrement sec, le sycosis persiste encore, quoique très atténué, du côté de la narine gauche ; le nez est libre entièrement. A l'inspection, la coloration rosée de la pituitaire réapparaît.

18 décembre. — Après avoir interrompu les applications d'air chaud depuis une vingtaine de jours, le malade vient nous revoir ; la fosse nasale droite est parfaitement sèche, mais la gauche mouche encore un mouchoir ; on reprend le traitement du côté gauche seulement.

21 décembre. — Le malade s'est cru hier complétement tiré d'affaire ; il n'a mouché que deux fois dans toute sa journée. Ce matin, son sycosis semble avoir totalement disparu.

23 décembre. — La narine gauche persiste encore.

26 décembre. — Même état.

28 décembre. — Amélioration notable.

30 décembre. — Le malade va très bien et le sycosis est en très bonne voie de guérison.

Les 2 et 4 janvier. — La guérison semble obtenue, il n'y a plus trace de symptômes morbides. Nous renvoyons le malade jusqu'à ce qu'il soit de nouveau atteint.

Depuis lors nous ne l'avons pas revu.

OBSERVATION III (Personnelle).

Mme K..., 50 ans. Nullement nerveuse. Pas de manifestations arthritiques ; prise, il y a cinq mois, d'un coryza qui ne s'est jamais amendé en dépit de toutes les pommades ; bien au contraire, est toujours allé croissant, au point qu'elle mouille actuellement douze mouchoirs par jour, au bas mot. La nuit, l'écoulement persiste et suivant la position de la malade, coule en arrière du voile du palais ; aussi, de temps à autre est-elle réveillée en sursaut, comme étouffée par le liquide. Le matin, en se réveillant, si elle se penche en avant, son nez coule comme une source ; de plus, il est toujours bouché ; elle a remarqué qu'elle mouchait beaucoup plus chez elle qu'à l'air libre.

A l'examen, on voit deux gros cornets inférieurs à coloration très pâle, les cornets moyens sont pâles, eux aussi ; le septum l'est cependant moins.

Le 12 novembre 1903. — On commence le traitement, au cours duquel elle éternue huit à dix fois de suite, sans qu'il lui soit possible de s'en empêcher ; elle se mouche autant de fois et plus.

14 novembre. — Mme K... nous arrive avec une légère amélioration ; elle a eu quelque soulagement depuis hier, a pu dormir tranquille, ce qui ne lui arrivait jamais auparavant ; elle n'est pas aussi enchifrenée, et, enfin, au lieu de

dix mouchoirs, elle n'en salit que huit ; aujourd'hui, pendant sa deuxième application, elle n'éternue que deux fois, résultat brillant pour elle.

16 novembre. — Très vive amélioration. Cinq mouchoirs au lieu de huit ; la nuit, ne mouche plus, alors qu'elle était obligée d'avoir en permanence plusieurs serviettes autour du cou ; son sommeil est calme ; ce qu'elle mouche lui semble moins limpide, de consistance plus épaisse ; elle n'éternue plus ; en somme, très grande amélioration.

18 novembre. — Même état satisfaisant.

20 novembre. — Même état satisfaisant.

23 novembre. — Elle ne mouche plus que trois mouchoirs environ, elle s'endort le soir sans la moindre difficulté, pour ne se réveiller qu'au grand jour ; elle supporte parfaitement bien les applications d'air chaud, au cours desquelles elle éternue une fois ou deux au plus.

25 novembre. — Etat toujours très satisfaisant ; la narine gauche est la seule qui coule encore.

27 novembre. — Même état que précédemment.

29 novembre. — La malade est inquiète aujourd'hui ; elle a mouillé au moins quatre mouchoirs, éternué quinze fois de suite ; il est à croire cependant que c'est un simple à-coup qui ne se reproduira pas.

2 décembre. — Elle est redevenue ce qu'elle était le 27 novembre. Par conséquent, le mieux apparaît de nouveau.

4 décembre. — Même état que le 2 décembre ; elle reste à deux mouchoirs.

Malheureusement pour elle, cette malade, à la suite d'une explication un peu vive avec l'interne de service, est congédiée de l'hôpital ; depuis cette époque, elle n'a pas reparu.

Constatons qu'elle était à deux mouchoirs, de douze qu'elle salissait quinze jours auparavant. On peut donc supposer que si le traitement rationnel lui eût été appliqué comme aux autres, elle aurait pleinement guéri.

OBSERVATION IV (Personnelle).

M. L. H..., 54 ans, employé de commerce, se présente à nous le jeudi 22 octobre 1903 ; il est porteur d'un syosis de la moustache, sur toute l'étendue de la lèvre supérieure. Au point de vue nasal, il se plaint seulement de moucher plus que les autres ; les sécrétions, sans être abondantes, sont essentiellement fluides ; il ne salit, en effet, que trois mouchoirs d'ordinaire grandeur, le plus souvent, un et demi ; à certains moments de la journée, il est gêné par des lourdeurs de tête ; à part cela, point de symptômes subjectifs. A l'inspection, on constate une muqueuse uniformément pâle du côté gauche ; le cornet inférieur très hypertrophié ; le côté droit semble à peu près normal, si ce n'était la blancheur d'une partie de la pituitaire.

On commence le traitement le jour même Une application trop vive sur la cloison, au locus Kiesselbach, la fait saigner légèrement. Il faut dire que le malade est atteint de son affection depuis un an, mais qu'étant plus incommodé par le sycosis, gênant au point de vue esthétique, que par l'hydrorrhée elle-même, il n'a fait soigner jusqu'ici que la plus apparente des deux affections. On a appliqué pommades sur pommades. sans bénéfice aucun pour le sycosis, qui persiste indéfiniment.

Le 24 octobre. — Le malade revient ; aucun changement ne s'est produit dans son état. Cette fois, par un mouvement intempestif du sujet, la canule brûlante porte sur l'un des cornets, où elle détermine une eschare.

Le 26 octobre. — L'ensemble de la muqueuse semble moins pâle, le malade éprouve une légère amélioration, qui, pour nous, ne paraît pas très appréciable.

Le 28 octobre. — L'eschare a disparu, la muqueuse est plus rouge, le malade mouche moins ; pendant cette quatrième application, le patient supporte mieux que d'habitude la pénétration de l'air chaud.

Le 30 octobre. — Nouvelle séance ; l'écoulement est très peu abondant, mais le sycosis est dans le même état.

Le 5 novembre — M. L. H... est soigné chez le Dr Mahu, l'appareil aérothermique n'ayant pas fonctionné à l'hôpital.

Le 7 novembre. — On ne peut savoir s'il y a eu changement en mieux, un rhume de cerveau s'étant déclaré dans l'intervalle.

Le 11 novembre. — Etat très satisfaisant.

Le 13 novembre. — Le malade a le même mouchoir depuis deux jours ; le flux hydrorrhéïque est donc insignifiant.

Les 15, 17 et 19 novembre. — Etat parfait. Un mouchoir en trois jours ; plus de lourdeur de tête.

Nous faisons une dernière application et renvoyons le malade à quinze jours, époque à laquelle il viendra se remontrer et faire constater le résultat acquis.

Le 3 décembre. — Il retourne à l'hôpital ; la guérison s'est maintenue ; il n'éternue aucunement, n'a plus de céphalalgie, respire librement et ne sent plus sa tête lourde. Le sycosis n'apparaît plus, la pituitaire est rose ; en somme, état parfait.

Depuis (quatre mois après), il a donné de ses nouvelles.

Rentré dans son pays (Cantal), la guérison s'est maintenue.

OBSERVATION V (Personnelle).

P. H..., 40 ans, homme de lettres, atteint d'hydrorrhée depuis l'âge de quatorze ans, mouche en moyenne trois ou quatre mouchoirs et va, parfois, jusqu'à douze ; ne se rappelle pas comment a débuté l'affection, tant elle est ancienne. Il se souvient qu'à l'école, il mouillait livres et cahiers, en écrivant ses devoirs journaliers. Il mouche plus dedans que dehors. Il tousse également beaucoup. Cette toux, qui lui a valu d'être classé d'emblée au rang des tuberculeux les plus avérés ne provient pas de la poitrine, où il n'a pas le moindre râle. A l'heure actuelle, il est soigné pour une maladie d'estomac. Avec sa tendance à la calvitie, c'est à peu près tout ce qu'il compte comme manifestations arthritiques. Il n'est pas nerveux. Mouche autant en été qu'en hiver ; les sécrétions sont très fluides ; la nuit il est souvent réveillé par la toux.

Examen des fosses nasales. — A gauche, on lui a enlevé deux petits polypes chez M. Lubet-Barbon. Des deux côtés, cornets gros et blancs. Fosses nasales spacieuses quand même.

Le 19 novembre. — On commence le traitement.

Le 23 novembre. — Pas de changement d'aucune sorte ; l'écoulement est le même, la toux aussi. Pendant la durée de la séance, le malade éternue une quinzaine de fois.

Le 25 novembre. — Aucun changement. Pendant cette nouvelle application, les éternuements ne discontinuent pas.

29 novembre. — Le mieux s'est fait sentir. Trois mouchoirs environ, moins d'éternuements, moins de toux.

1er décembre. — La neige étant tombée et le froid très vif, P. H. . mouche autant que la dernière fois, éternue moins ; cependant, il constate une certaine amélioration. Pendant cette application d'air chaud, dix éternuements environ.

Le 3 décembre. — Le malade ne tousse plus du tout, alors qu'autrefois, il subissait des quintes qui lui arrachaient la poitrine. Comme il fait extrêmement froid, hier il a mouché beaucoup, cinq mouchoirs environ, mais il a moins éternué.

Le 5 décembre. — Plus de toux, plus d'éternuements, salit trois mouchoirs au plus, dont deux le matin.

Les 10, 14, 17 décembre. — Toujours dans le même état : un mouchoir dans sa journée. Il n'éternue que deux ou trois fois par jour et tousse deux à trois minutes.

En somme, grande différence entre ce qu'il était et ce qu'il est. Il est très satisfait. Comme il a subi dix séances d'air chaud, nous le renvoyons pour une douzaine de jours.

Le 26 janvier 1904. — M. P. H... revient à nous, comme il était convenu ; la muqueuse est bien rosée ; nouvelle séance de quatre à cinq minutes, au cours de laquelle il éternue trois ou quatre fois Il n'éternue pas aussi souvent qu'autrefois, loin de là ; il tousse encore, mais infiniment moins qu'avant ; jamais il ne lui est arrivé de mouiller plus de deux mouchoirs, alors qu'avant le traitement, il en mouillait jusqu'à douze.

Le 29 janvier, le 1er février. — L'amélioration persiste.

Le 4 février. — Ne mouche presque plus, sauf le matin ; ne tousse plus du tout ; nous renvoyons notre patient jusqu'à nouvel ordre.

Deux mois après, le mieux s'est absolument maintenu.

Depuis quelques jours, nous savons que l'hydrorrhée s'étant reproduite, moins forte qu'autrefois, la toux et les éternuements n'ont pas subi cette recrudescence, voire même n'ont pas du tout reparu. Nous sommes exactement au cinquante-cinquième jour après la suppression de tout traitement.

OBSERVATION VI (Personnelle).

Mme V. M..., caissière, 38 ans, atteinte depuis deux ans d'hydrorrhée nasale bilatérale.

L'affection a débuté par un rhume de cerveau. Le voyant persister indéfiniment, Mme V. M... fut consulter un médecin qui lui ordonna de la pommade boriquée ; elle se traite ainsi depuis trois mois, et ne constate aucune amélioration, bien au contraire ; son nez coule toute la journée, au point de mouiller cinq et six mouchoirs. La nuit, elle est éveillée en sursaut et alors : éternuements, mouchage, etc ; le matin, grande oppression, le soir également.

Cette malade présente ceci de particulier qu'il lui arrive assez souvent d'être prise de crises d'asthme terribles, au point qu'elle est obligée de courir à la fenêtre, de se cramponner aux murs, tant l'oppression est violente ; elle reste ainsi une heure ou deux dans cet état, incapable de quoi que ce soit. Cette femme n'est pas plus nerveuse qu'une autre ; elle ne semble rien avoir qui puisse expliquer ces accès.

L'examen des fosses nasales montre, à droite, un gros cornet inférieur, une muqueuse plus pâle que d'habitude ; à gauche, même coloration de la muqueuse, avec légère déviation de la cloison en plus.

Le 28 octobre 1903. — On commence le traitement, une minute à droite, une minute à gauche, une minute à droite, une minute à gauche : quatre minutes en tout.

Le 30 octobre. — La malade a mouché sans discontinuer pendant une heure après la première application d'air chaud, avec éternuements incessants, larmoiement, etc., etc. Dans la journée, au contraire, elle a moins mouché que d'habitude ; mais, comme il lui arrivait de temps à autre d'éprouver un soulagement d'un jour ou deux, nous n'attachons pas grande importance à ce résultat, et pratiquons la deuxième insufflation.

Le 2 novembre 1903. — Mme V. M... coule beaucoup plus qu'avant, crises d'éternuements, d'asthme, renouvelées ; elle n'est donc nullement améliorée, au contraire.

Le 5 novembre 1903. — L'appareil ne fonctionnant pas, traitée par M. Mahu.

Le 7 novembre 1903. — Amélioration très notable ; elle n'a sali qu'un mouchoir, n'a eu que quelques rares éternuements, pas de crises comme les jours précédents, fluxion dentaire depuis la veille.

Le 9 novembre 1903. — N'a pas même sali un mouchoir ; elle est ravie ; plus d'éternuements, une seule petite crise d'asthme insignifiante ; elle se sent très, très bien.

Le 11 novembre 1903. — Cette fois-ci, recrudescence de tous les symptômes ; la malade nous rappelle qu'à la dernière séance, l'air projeté dans ses fosses nasales était relativement froid, nous avions probablement éteint le bec Bunsen un peu trop tôt.

Le 13 novembre 1903. — Va mieux que la dernière fois, sans être cependant ce qu'elle était le 9 novembre.

Le 15 novembre. — Le côté gauche ne coule plus du tout, mais le droit continue à couler encore. Pour une cause ignorée, la pituitaire est en état d'hyperesthésie si marquée qu'elle supporte très difficilement cette nouvelle insufflation.

Le 17 novembre. — Les deux côtés sont en parfait état ; plus l'ombre d'un écoulement ; malgré cela, les crises n'ont pas entièrement disparu ; les éternuements ont beaucoup diminué de fréquence.

Le 19 novembre. — Elle ne mouille plus qu'un petit mouchoir de femme en deux jours ; plus de lourdeur de tête comme autrefois ; plus de céphalalgie ; les crises d'étouffement persistent ; nous ordonnons un sirop de codéïne, belladone et tolu, et renvoyons la malade, avec ordre de ne plus toucher à son nez de huit ou dix jours.

Le 26 novembre. — Elle revient à nous ; depuis huit jours, n'a eu qu'une petite crise d'étouffement ; le côté droit est resté absolument sec ; le gauche donne encore, mais très peu ; tous les symptômes subjectifs se sont amendés ; elle se trouve parfaitement bien. Pour la seconde fois, nous renvoyons Mme V. M..., avec prière de ne revenir à la consultation de rhinologie que si elle éprouve une aggravation notable de son mal. Trois mois après, nous ne l'avons pas encore revue.

OBSERVATION VII (Personnelle).

Mme G..., 32 ans, femme de ménage ; hydrorrhée nasale depuis huit mois. Soignée dès le début par médecins et spécialistes, qui ont ordonné successivement : pommades, injections, arsenic, atropine, cautérisations, etc., etc... A eu deux polypes enlevés à l'anse froide.

Elle éternue trente à quarante fois par jour, mouille cinq à six mouchoirs ; c'est le matin qu'elle mouche le plus, jusqu'à dix heures ; puis elle s'arrête jusqu'au lendemain. C'est dehors qu'elle coule le plus, à l'encontre des autres malades des observations précédentes. Chaque matin, elle est prise de maux de tête qui se dissipent dans l'après-midi.

Elle fait remonter le début de son mal à un rhume de cerveau non traité. Mme G... est nerveuse comme toutes les femmes. Objectivement, la muqueuse des cornets, sans être aussi rose qu'elle devrait l'être, n'est pas absolument blanche ; les fosses nasales sont larges, bien aérées. Elle présente deux crêtes de la cloison situées très bas et qui pour ce motif ont passé inaperçues au premier examen ; nous n'y touchons pas, ne les ayant pas remarquées tout d'abord et ne voulant pas interrompre le traitement.

Le 17 décembre 1903. — Première application ; la malade supporte très bien l'insufflation d'air chaud, sans moucher, ni tousser, ni éternuer.

19 décembre 1903. — Mme G... a éprouvé un soulagement marqué ; hier, elle n'a sali que trois mouchoirs, mais elle a éternué tout autant que d'habitude.

21 décembre. — Plus que deux mouchoirs, éternuements toujours aussi nombreux.

23 décembre. — La pituitaire est devenue rose, presque rouge. Cette fois-ci elle ne mouille plus qu'un seul mouchoir, éternue encore, moitié moins qu'avant, la céphalalgie s'est presque entièrement dissipée.

26 décembre. — Encore un mouchoir.

Le 28 décembre. — La malade est enchantée, elle n'a mouillé qu'un demi mouchoir, n'éternue que quatre ou cinq fois par jour au maximum ; la muqueuse devient de plus en plus rouge.

Le 30 décembre. — Même état que précédemment.

Le 2 janvier 1904. — S'est enrhumée, résultat : deux mouchoirs au lieu d'un ; éternue peu.

Le 4 janvier 1904. — Moins enrhumée que l'avant-veille; un mouchoir et demi.

Le 6 janvier. — Rhume disparu, n'a même pas mouché un demi mouchoir, ni éternué. Après cette dixième séance, la malade part pour la campagne, où elle doit demeurer une quinzaine de jours.

Le 25 janvier. — Retour de la campagne, se présente à la visite : muqueuse rosée, en bon état, un mouchoir par jour, souvent pas du tout, l'écoulement réapparaît, comme par boutades, sans jamais dépasser deux mouchoirs au maximum; les éternuements suivent la même progression. Nous reprenons les insufflations d'air chaud cinq fois de suite, à deux jours d'intervalle ; après quoi, nous cessons complètement, le nez étant en très bon état.

Deux mois après, les symptômes semblent se reproduire avec beaucoup moins d'intensité qu'autrefois.

Le 1er mai. — Les choses n'ont pas changé ; nous conseillons à Mme G... de reprendre le traitement quelques jours encore ; mais devant se rendre à la campagne, elle ne pourra s'y soumettre que plus tard.

OBSERVATION VIII (Personnelle).

Mme G. N..., 40 ans, très nerveuse, arthritique, obèse, atteinte d'hydrorrhée nasale double depuis six mois; tantôt cinq mouchoirs, tantôt huit, dix, douze et même plus ; la nuit, l'écoulement persiste et la réveille ; le matin, en baissant la tête, son nez coule comme une fontaine ; céphalée continuelle, exacerbée le matin de préférence. Eternue aussi par accès, quinze et vingt fois de suite. Inspection : les deux côtés sont très pâles, comme lavés, cornets inférieurs très volumineux, atteignant presque la cloison, léger éperon cartilagineux.

Le 8 mars 1904. — On commence le traitement, trois minutes de durée.

Le 11 mars. — La malade a coulé beaucoup (dix mouchoirs) ; ses cornets sont à peine plus roses que la dernière fois ; aucun symptôme ne s'est amendé, loin de là.

Le 15 mars. — Mme G. N... a sali deux mouchoirs de moins que d'habitude, a moins éternué ; elle a toujours ses maux de tête.

17 mars. — Elle a beaucoup mouché le 15, mais depuis lors, le mieux s'est fait sentir à nouveau.

19 mars. — Elle mouche moins encore que la dernière fois, éternue moins et conserve encore sa céphalalgie, chaque matin.

Quand on pratique l'insufflation d'air chaud, on voit la muqueuse des cornets se rétracter sous ses yeux ; mais cinq minutes plus tard, l'hypertrophie s'est reproduite au point de ne plus laisser pénétrer la canule n° 2.

21 mars. — Hier la malade allait très bien, elle a fort peu coulé et fort peu éternué, les maux de tête se sont fort amendés aussi. Pour la première fois, les cornets se sont rétractés, ils commencent à être moins pâles qu'auparavant.

23 mars. — Presque plus de céphalalgie, la muqueuse se rétracte en permanence.

Le 25 mars. — Hier, n'a sali que deux mouchoirs ; ce matin, n'a éternué que trois ou quatre fois. Nous pratiquons à l'anse froide l'ablation de la tête du cornet le plus volumineux, pour en faire l'analyse histologique.

Le 27 mars. — Un mouchoir à peine ; plus de symptômes pénibles.

La malade va très bien.

Le 29 mars. — Comme Mme G. N... est toujours dans le même état satisfaisant, et que, pressé de donner un chloroforme, nous n'avons pas le temps de la traiter, après l'avoir simplement examinée, nous la congédions jusqu'à la fin d'avril.

A cette époque, les symptômes subjectifs ne se sont pas encore reproduits.

CONCLUSIONS.

L'hydrorrhée nasale est une des affections les plus rebelles à tout mode de traitement. Son spécifique, jusqu'à nouvel ordre, est incontestablement l'air chaud.

L'appliquer de parti-pris à tous les cas qui se présentent serait s'exposer à de cruels mécomptes et compromettre à brève échéance le bon renom de ce précieux agent. Ses indications sont restreintes et ne visent que des cas précis. Parmi les plus favorables, l'hydrorrhée nasale, d'origine entopique, occupe une place de choix.

Manié de façon inhabile, l'air chaud peut provoquer, tout au moins chez certains sujets prédisposés, des désordres plus ou moins graves.

L'observation des règles énoncées au cours des précédentes pages conduit presque invariablement à de très beaux résultats.

Si le traitement aérothermique ne donne pas toujours une guérison définitive, il produit, le plus souvent, une amélioration durable, et met au cœur des malades la petite fleur d'espérance dont ils ont tant besoin. A lui s'applique à merveille l'aphorisme de nos pères sur le rôle du médecin :

« Guérir quelquefois, soulager souvent, consoler toujours. »

BIBLIOGRAPHIE.

LERMOYEZ et MAHU. — Nouvelles recherches concernant l'action de l'air chaud sur les muqueuses aériennes supérieures. Extrait des Annales des maladies de l'oreille et du larynx. Vol. XXVII, 1901.

Extrait. Annales des maladies de l'oreille, du larynx, du nez et du pharynx, juillet 1900. Tome XXVI, n° 7, page 43.

(E). LARUE VANSANT (M. D.). — 1° A Novel method for the use of try heat in middle ear disease, otalgia, etc. (Communication au 48e congrès annuel de l'association médicale américaine, tenu à Philadelphie du 1er au 4 juin 1897) ; 2° A new and successful treatment of certain forms of headache ; 3° A Novel treatment of certain forms of headache, deafness and of tinnitus aurium ; second paper. (Philadelphia medical journal, 7 mai 1898 et 9 septembre 1899.)

Compte-rendu officiel du XIIIe Congrès international de médecine (Section de laryngologie), page 212 (paroles prononcées par M. Lœwenberg à ce congrès sur l'application de l'air chaud à l'ozène).

Prof. F. HESSLER. — Du traitement des suppurations chroniques de l'oreille moyenne par l'air sec (Archiv. für Ohrenh, septembre 1900).

AMBERG (Emil.). — Two new instruments for applying thermal treatment to the mucous membrane of the nose (The laryngoscope Saint-Louis, juin 1898).

LICHWITZ (de Bordeaux). — Appareil propulseur de l'air pour le traitement aérothermique des fosses nasales (Arch. intern. de Laryngol. d'ot. et de rhinol). T. XIV, n° 1, janvier-février 1901.

ANDERSON. — Nasal hydrorrhœa (Lancet 1892, vol. I, p. 474).

ARSLAN. — Hydrorrhée nasale du sinus maxillaire avec crises épileptiformes (Bollett. delle malatt. dell' orecchio, etc., n° 11, nov. 1900).

BEAU. — Hydrorrhée nasale (New-York med. Journ., 10 déc. 1892).

BOSWORTH. — Hydrorrhée nasale (Extrait du Treatise on disease of nose and throat, vol. I, p. 258-271).

BRINDEL. — Note préliminaire sur la pathogénie de l'hydrorrhée nasale (Journ. de méd. de Bordeaux, 18 déc. 1898).

BROODIE (Benjamin). — Cité par Saint-Clair Thomson, in Rhinorrhée cérébro-spinale, p. 53.

CHATELLIER. — Canalicules perforants de la membrane basale de la muqueuse pituitaire hypertrophiée (Ann. des mal. de l'oreille, vol. XIII, p. 233).

CRESWEL-BABER. — Hydrorrhée nasale, analyse du liquide (Soc. laryngol. de Londres, 1898).

DELIE. — Hydropisie du sinus maxillaire, hydrorrhée nasale (Ve Réunion de oto-laryng. belges, 17 juin 1894, anal. in Ann. des mal. de l'oreille, 1894, vol. XX, page 843).

EKKERT. — Un cas d'hydrorrhée nasale (Vratch, nos 5 et 6, 1901).

Fiquet. — Bull. de laryngol., 1899, p. 285.

Fisher. — Rhinorrhée cérébro-spinale (British med. Journ., 18 nov. 1899, p. 1414).

Garel. — Le Rhume des foins. Paris. Baillère, édit., 1899.

Giraldès. — Recherches sur les kystes muqueux du sinus maxillaire. Paris, 1860.

Graefe (de). — Cité par Saint-Clair Thomson, in Rhinorrhée cérébro-spinale, p. 109.

Lermoyez. — Soc. Fr. de laryngologie, 1899.

Lermoyez et Mahu. — Traitement des affections du nez par les applications d'air chaud (Soc. Fr. de laryngol., 1900. Bullet. et mém., page 55).

Mac-Donald. — Treatise on disease of the nose, 1892.

Mahu. — Rhinite spasmodique et fièvre palustre (Soc. fr. de laryngol., 1900 Bullet. et mém., p. 181).

Melzi (U). — Un cas d'hydrorrhée nasale (The Journ. of laryngol., déc. 1899).

Mermod. — Ann. des mal. de l'oreille, t. XXII, 4 avril 1896.

Meyer (Edmond). — Soc. berlin. de laryngol., 8 nov., 1895; anal. in Ann. mal. de l'oreille, 1896 ; t. II, p. 207.

Mignon. -- Archiv. internat, de laryngol, 1899, p. 176.

— La Rhinorrhée cérébro-spinale (Presse méd. 25 avril 1900, p. 203).

Molinié. — L'asthme des foins et le coryza spasmodique (Thèse de Paris 1894).

— De l'Hydrorrhée nasale (Soc. fr. de laryngol. 1900).

Moure. — Manuel des maladies des fosses nasales, p. 172.

NATIER. — La Rhinorrhée symptôme de Neurasthénie (La Parole, 1900-1901).

PHILIP ET BROWNS. — Rhinorrhée cérébro-spinale et hydrorrhée nasale (Médicine, déc. 1900).

SAJOUS. — Rhinite hyperesthésique (Univers med. Journ., septembre 1893).

SAINT-CLAIR THOMPSON. — The cerebro spinal fluid, its spontaneous escape from the nose London, 1899.

VASSAL. — Les Rhinites spasmodiques (Thèse de Paris, 1897).

ZUCKERKANDL. — Anatomie des fosses nasales (Trad. Lichtwitz et Garnault), p. 347 et p. 371.

Sarlat. — Imprimerie MICHELET, rue de la Charité.

www.ingramcontent.com/pod-product-compliance
Ingram Content Group UK Ltd.
Pitfield, Milton Keynes, MK11 3LW, UK
UKHW020329220726
13923UKWH00003B/1467

9 782019 265960